ANALYSE

D'UNE

EAU MINÉRALE

DE LA BOUDJARÉAH

Faite au laboratoire central d'Alger,

Par M. MORIN,

PHARMACIEN AIDE-MAJOR DE 2e CLASSE.

PARIS

LIBRAIRIE DE LA MÉDECINE, DE LA CHIRURGIE ET DE LA PHARMACIE MILITAIRES

VICTOR ROZIER, ÉDITEUR,

RUE CHILDEBERT, 44,

Près la place Saint-Germain-des-Prés.

1861

ANALYSE

D'UNE

EAU MINÉRALE DE LA BOUDJARÉAH

FAITE AU LABORATOIRE CENTRAL D'ALGER.

A sept kilomètres environ, au sud-ouest de la ville d'Alger, on découvre, tout au bas d'un vallon pittoresque, une source d'eau minérale, remarquable sous plus d'un rapport. Elle est tout à la fois ferrugineuse, manganésienne et iodée ; elle contient aussi des traces légères d'un silicate alcalin.

Ce simple énoncé indique déjà son importance thérapeutique. Les autres principes que l'analyse y révèle la font ranger parmi les eaux *chlorurées et bicarbonatées mixtes*.

Le terrain d'où s'écoule l'eau de la Boudjaréah est essentiellement constitué par de puissantes couches d'un micachiste gris argileux, très-commun dans les différentes régions de la Boudjaréah. Ce micachiste est parfois veiné de calcaire cristallin et de quartz pur en masses souvent très-volumineuses.

On remarque aussi que ces différentes roches sont presque partout recouvertes d'une argile rouge éminemment ferrugineuse. Si l'on rapproche de cette dernière observation les conclusions admises par M. Ad. Chatin, dans ses recherches générales sur la diffusion de l'iode, on ne sera pas étonné de voir figurer, plus bas, ce métalloïde au nombre des principes minéralisateurs de l'eau qui sort d'un semblable terrain. On lit d'ailleurs dans le traité de chimie hydrologique, publié récemment par M. J. Lefort :

« 1° La richesse des eaux en iode peut être présumée d'après la nature plus ou moins ferrugineuse des terrains qu'elles lavent ;

« 2° La proportion de l'iode croît ordinairement dans les

eaux avec celle du fer, de telle sorte que les eaux dites ferrugineuses peuvent être tout aussi bien nommées *eaux iodurées*. »

J'ajouterai que le riche plateau au bas duquel émerge la source, et sur lequel est assis le village de la Boudjaréah, ne s'élève qu'à 363 mètres au-dessus du niveau de la mer. Il faut noter aussi que la source n'est éloignée de la mer que de huit à dix kilomètres. Cette dernière circonstance, l'existence des conferves et des animalcules dans les boues de cette eau minérale, la présence d'une quantité très-sensible d'iode, à côté de beaucoup de sel marin, nous autorisent à penser que l'eau de la mer a pu, autrefois, recouvrir ce terrain.

Si l'on veut avoir une idée assez exacte de l'aménagement actuel de l'eau et de quelques expériences dont elle a été l'objet sur place, qu'on se figure la source débouchant, par un étroit conduit naturel, dans un premier petit bassin d'où elle s'écoule dans un second réservoir en maçonnerie pouvant contenir de 16 à 18 milles litres d'eau et qui, en été comme en hiver, met deux jours à se remplir.

Le débit de l'eau, mesuré deux fois, à plusieurs semaines de distance, s'est toujours montré le même, à savoir de 8,640 litres dans 24 heures.

Sa température, prise au voisinage de son point d'émergence, a été trouvée constamment de $+ 14°$ à $+ 15°$. La température ambiante était soumise au contraire à des variations les plus brusques, 7° 9, 10° 5, 9° 8, 27°.

Le premier petit bassin, que j'appellerai le bassin d'émergence, est tapissé, à son fond et sur ses parois, d'une boue ocreuse pâle, gélatiniforme. Un flacon de cette eau est recueilli pour y doser ultérieurement le fer et le manganèse et y rechercher, s'il y a lieu, l'arsenic et l'acide phosphorique.

Les parois et le fond du grand réservoir sont salis par une couche épaisse d'une boue noire, luisante, dont on recueille également un flacon dans le but d'y découvrir, comme dans la boue rouge, l'arsenic et l'acide phosphorique et pour y doser en même temps le fer et le manganèse.

Au fond de ce même réservoir se montre, en grande masse,

une algue sur laquelle j'aurai à revenir et dont on recueille aussi une certaine quantité pour la recherche ultérieure du brôme et de l'iode.

L'eau qui surnage cette végétation et ces boues est, d'ailleurs, parfaitement limpide, incolore, sans odeur appréciable ; si on la goûte, on lui trouve une saveur d'encre assez prononcée. J'ai, du reste, fait agir, à la source même et sur une quantité d'eau donnée, différents réactifs du fer. Mais, pour éviter les répétitions, je présenterai sous une forme synoptique le résultat de mes expériences.

EAU DU BASSIN D'ÉMERGENCE...	60 GRAMMES	
	immédiatement.	après 24 heures.
Sulfure d'ammonium..........	Coloration verte sans précipité......	Précipité noir très-sensible.
Cyanure jaune neutre.........	Coloration bleuâtre après quelques minutes.......	Précipité de bleu de Prusse faible.
Idem..... avec $HCl = 1$ goutte	Coloration bleue immédiate........	Précipité de bleu de Prusse abondant.
Cyanure rouge neutre. *Idem*..... avec $HCl = 1$ goutte.	Coloration vert-nickel.	Co'oration vert-nickel sans précipité.
Solution aq. de tannin........	Coloration pourpre..	Précipité violet foncé floconneux.
Idem.. de noix de galle.....	Coloration lie de vin.	*Idem.*
Idem.. de chlorure d'or.....	Trouble avec précipitation d'or métallique.........	Coloration verte avec précipitation d'or metallique.
Idem.. d'hypermanganate de pot	Décoloration.	
Idem.. de nitrate d'argent....	Teinte rouge sale avec précipitation de métal.........	La liqueur devient incolore.
Liége en morceaux..........	Coloration violacéc légère........	Précipité violet sous forme de florons.
Baies de cyprès fraîches......	Coloration violette intense........	Précipité violet avec coloration en jaune de la liqueur.
Teinture alcoolique d'anis.....	Coloration brune très-sensible.......	Coloration brune plus foncée.

Ces faits montrent qu'une des réactions les plus sensibles du fer, dans les eaux minérales, est celle que produit la baie de cyprès fraîche. La noix de galle et la solution aqueuse de tannin viennent ensuite.

J'ai constaté également, sur place, que l'eau faisait prendre une teinte violacée bleuâtre au papier rouge de tournesol et qu'elle troublait abondamment l'eau de chaux : la première de ces réactions était l'indice non douteux d'une eau alcaline ; la seconde indiquait, dans cette eau, l'existence d'une assez grande proportion de bicarbonates terreux.

Enfin j'ai complété mes expériences à la source :

1° En remplissant d'eau du petit bassin une grande dame-jeanne de trente litres, dans laquelle j'ai ajouté immédiatement un excès de nitrate d'argent très-fortement acide : le précipité recueilli doit servir à la recherche du brôme et de l'iode.

2° En répétant la même expérience sur 12 litres d'eau ;

3° En mesurant, à l'abri de l'air, 400 gramme d'eau du petit bassin, dans trois flacons préparés à l'avance et dans lesquels j'ai ajouté, à la source, un très-léger excès de chlorure de baryum ammoniacal. Cette opération a pour but, comme on le sait, de fixer, sur place, tout l'acide carbonique de l'eau, pour le doser ensuite facilement avec les ressources du laboratoire.

4° En remplissant d'eau du petit bassin deux ballons qu'on bouche aussi bien que possible, et dont un avait été préalablement rempli d'acide carbonique : l'un et l'autre sont destinés au dosage de l'air dissous dans l'eau.

5° En remplissant d'eau de la même origine une grande dame-jeanne de 15 à 20 litres. Cette eau doit être consacrée à la recherche ou au dosage de tous les principes qui peuvent y exister en dissolution.

Mais j'appellerai tout d'abord l'attention sur un des points les plus saillants de l'histoire des eaux ferrugineuses. Comme on le sait, les eaux de cette nature abandonnent, presque toutes, avec le temps, une plus ou moins grande partie de leur fer, sous la forme d'un dépôt ocreux qui se rassemble au fond ou sur les parois latérales des bouteilles dans lesquelles elles sont contenues.

Si le phénomène que je signale doit être admis, comme un caractère constant des eaux ferrugineuses, l'eau de la Boudjaréah en offre un exemple très-frappant ; en effet, l'influence du transport sur cette eau est immédiate. Quelles

que soient les précautions qu'on prenne à la source pour
la renfermer dans les vases les mieux bouchés, elle se trouble presque instantanément, devient opaline, légèrement
ambrée et ne reprend sa limpidité première qu'après avoir
abandonné, au fond des vases qui la contiennent, plus ou
moins d'un dépôt floconneux d'hydrate de peroxyde de fer,
souillé de manganèse et de chaux.

L'eau, décantée à ce moment, est restée inodore, mais la
saveur d'encre, assez prononcée, qui la caractérise à la
source, a disparu sans retour et aucun des réactifs, in-
scrits plus haut, n'est plus apte à y accuser le fer ; il faut
dès lors recourir à une complète évaporation. Du reste,
quelques dosages comparatifs du fer, dans de l'eau reposée
et décantée à plusieurs jours d'intervalle, vont faire nette-
ment saisir la marche du phénomène :

Quantité absolue de fer (Fe^2O^3) par litre. 0,007
Idem. . dans l'eau reposée et décantée après 24 heures. 0,005
Idem. . . . . *idem.* . . . . après 48 heures. 0,003
Idem. . . . . *idem.* . . . . après 8 jours. . 0,002
Idem. . . . . *idem.* . . . . après 15 jours. . non dosable.

Les observateurs qui n'ont pas suffisamment porté leur
attention sur le phénomène que je signale, ont dû indiquer
des proportions variables de fer, dans des eaux dont la
composition est cependant très-fixé, et il me serait facile de
relever plusieurs erreurs de ce genre.

Ce qu'il y a de remarquable, en outre, c'est que le manganèse ne suit pas le fer dans sa précipitation, ou du moins
la plus grande partie se retrouve encore dans l'eau décantée
après 15 jours, et de laquelle le fer a presque entièrement
disparu. Si l'on ajoute à cela que le carbonate de chaux
fait toujours partie du précipité spontané qui s'opère dans
l'eau transportée, ne sera-t-il pas permis de penser que la
nature réalise simplement là une de nos opérations de laboratoire les plus délicates, à savoir, la séparation du manganèse et du fer à l'aide des carbonates artificiels de baryte
ou de chaux ?

Quoi qu'il en soit, j'ai cru combler une lacune dans
l'histoire, si intéressante déjà, des eaux ferrugineuses, en
indiquant ici par quels moyens je suis arrivé à rendre l'eau

de la Boudjaréah facilement transportable et à lui conserver intactes, après le transport, les propriétés caractéristiques qu'elle présente à la source. J'ai eu principalement en vue, dans mes essais, de maintenir le fer en dissolution à l'aide de substances parfaitement compatibles avec les qualités physiques, chimiques et thérapeutiques de l'eau.

J'ai d'abord eu recours à l'acide carbonique, convaincu que ce facile abandon du fer tenait essentiellement à la nature même de l'eau qui est alcaline, en même temps que privée d'acide carbonique libre. Pour cela, je me suis contenté de remplir préalablement d'acide carbonique les vases que je destinais au transport et à la conservation de l'eau ; mais j'ai promptement reconnu que cette précaution, bien qu'efficace, était très-insuffisante ; au bout de 24 heures, le trouble commençait ; la saveur d'encre avait complétement disparu, et, sans évaporation préalable, aucune réaction du fer n'était plus possible.

Je substituai alors à l'acide carbonique deux acides beaucoup plus énergiques, l'acide citrique ou l'acide tartrique. A chaque bouteille de la contenance d'un litre, destinée au transport et à la conservation de l'eau, j'ajoutai des proportions diverses, mais toujours faibles des deux acides, de manière à établir deux séries d'essais.

L'une des séries fut composée de quatre litres d'eau additionnée d'acide citrique depuis $0^{gr},05$ jusqu'à $0^{gr},3$; l'autre de quatre litres d'eau additionnée d'acide tartrique dans les mêmes proportions. Puis, pour m'assurer rigoureusement de la valeur de ce moyen de conservation, j'ai dosé le fer et le manganèse, dans l'eau ainsi additionnée, une première fois aussitôt après l'introduction des acides et une seconde fois 15 jours plus tard. Voici les résultats de ces expériences :

> Premier dosage : Fe^2O^3 par litre. . . . 0,007
> *Idem*.. . . . . . . Mn^3O^4. 0,002
> Deuxième dosage : Fe^2O^3. 0,007
> *Idem*.. . . . . . . Mn^3O^4. 0,002

De tels résultats pourraient sans doute se passer de tout commentaire ; j'ajouterai cependant quelques mots pour compléter ce qui a rapport au nouveau mode de conservation mis en usage pour l'eau ferrugineuse de la Boudjaréah.

Cette eau, additionnée de $0^{gr},1$ d'acide tartrique par litre, n'a pas abandonné, au bout de quinze jours, la moindre parcelle de son fer ; elle est restée inodore, fraîche, limpide. Les cyanures, le sulfhydrate d'ammoniaque, le tannin, la noix de galle, etc., y accusent le fer immédiatement et non moins énergiquement qu'à la source. Elle a de plus conservé sa saveur d'encre, l'un des caractères les plus fugaces de l'eau soumise au transport.

L'acide citrique, dans les mêmes proportions $(0^{gr},1)$, conserve aussi bien que l'acide tartrique ; mais on verra plus loin pourquoi nous accordons la préférence à ce dernier.

Les bons résultats qu'on obtient de l'association du sucre aux protosels de fer, dans certaines préparations ferrugineuses, m'avaient fait croire d'abord que cette substance et mieux encore le sucre interverti, plus avide d'oxygène, remplaceraient avantageusement les acides tartrique ou citrique ; mais l'expérience m'a démontré que, par ce moyen, on était loin d'atteindre le but qu'on se propose, et j'ai dû y renoncer. L'acide tartrique assure mieux qu'aucune autre substance, et avec une dépense tout à fait insignifiante, la conservation de l'eau. Cet acide ne nuit, du reste, en rien aux qualité spéciales de l'eau ; il donne simplement naissance, par sa combinaison avec la magnésie et la chaux des bicarbonates, à une minime quantité de tartrate de chaux et de tartrate de magnésie, sels qui se trouvent constamment dans le vin. D'ailleurs, cet acide est un de ceux qui retiennent le mieux le fer en dissolution ; il le présente ainsi à l'organisme sous l'état le plus facilement et le plus complétement absorbable.

Voici maintenant la composition de l'eau de la Boudjaréah, telle que je crois devoir la représenter.

Température. . . . . 15°.
Densité à + 13°. 1,00776

Un litre de cette eau contient :

$$
\begin{array}{lr}
& \text{g.} \\
\text{Oxygène, 0,52.} \ldots \ldots \ldots & 0,0007 \\
\text{Azote}\ldots \text{ 8,71.} \ldots \ldots \ldots & 0,010 \\
\text{Bicarbonate de magnésie.} \ldots & 0,130 \\
\textit{Idem.} \ldots \text{ de chaux.} \ldots \ldots & 0,309 \\
\textit{Idem.} \ldots \ldots \text{de fer.} \ldots \ldots & 0,015 \\
\textit{Idem.} \ldots \ldots \text{ de manganèse.} \ldots & 0,004 \\
\text{Sulfate de soude.} \ldots \ldots \ldots & 0,058 \\
\text{Chlorure de sodium.} \ldots \ldots & 0,239 \\
\text{Iodure alcalin.} \ldots \ldots \ldots & \text{quantité très-sensible.} \\
\text{Silicate de potasse (SiO}^3\text{ }k\text{O)} \ldots & 0,034 \\
\text{Alumine..} \ldots \ldots \ldots \ldots & \text{traces.} \\
\text{Matière organique.} \ldots \ldots \ldots & \text{traces.} \\
\hline
\text{TOTAL.} \ldots \ldots \ldots & 0,799
\end{array}
$$

Je m'abstiendrai de toutes réflexions sur le dosage bien connu, dans les eaux naturelles, du chlore, de l'acide sulfurique, de la silice, de la chaux et de la magnésie ; mais je ne crois point hors de propos de faire suivre le tableau qui précède d'indications sommaires relatives au dosage et à la recherche de plusieurs des substances qu'on y voit inscrites.

Dosage de l'air.—Plusieurs opérations faites en me conformant entièrement à la méthode classique recommandée en pareil cas, m'ont fourni des résultats très-rapprochés dont je me contenterai d'indiquer la moyenne, en rapportant de suite à 1000^{cc} d'eau le volume du gaz recueilli.

Ce volume, tel qu'on l'observe, est de 10^{cc} 34, mais après les corrections indiquées par la formule générale suivante :

$$V_0 = \frac{V(H - f)}{(1 + 0,00367 \cdot t)\,760}$$

soit, pour le cas qui nous occupe,

$$V_0 = \frac{10^{cc},34\,(748^{mm},2 - 17°5)}{(1 + 0,00367 \cdot 20°2)\,760}$$

le volume réel de l'air devient. . . . . 9^{cc},23
et après l'action du phosphore, continuée pendant
48 heures. . . . . 8^{cc},71
soit pour l'oxygène absorbé. . . . . 0^{cc},52

En rapportant ces deux derniers nombres à 100 de volume gazeux on a pour la composition, en centièmes, de l'air dissous dans l'eau de la Boudjaréah ;

$$
\begin{array}{ll}
\text{Azote.} & \text{94,36} \\
\text{Oxygène} & \text{5,63} \\
\hline
& \text{99,99}
\end{array}
$$

Recherche du manganèse.—L'oxyde puce est le réactif qui m'a servi à signaler le manganèse dans l'eau de la Boudjaréah. Il m'a suffi , pour cela, de prendre 10^{cc} d'eau, d'y ajouter un léger excès de nitrate d'argent et de faire bouillir la liqueur filtrée avec l'oxyde puce et l'acide nitrique ; on obtient, dans ces conditions, une légère teinte rosée due à des traces d'acide permanganique.

Je ferai remarquer de suite que, dans cette expérience, l'addition du nitrate d'argent est nécessaire ; elle a pour but de débarrasser l'eau des chlorures qui s'opposent complétement à la réaction, comme j'ai pu m'en assurer en agissant comparativement sur de l'eau non privée de chlore. Il en est de même de la présence des matières organiques, comme j'ai pu le constater à propos des boues. Mais il va sans dire qu'on obtient immédiatement, et d'une manière très-nette, la réaction du manganèse , soit sur le produit de l'évaporation de l'eau, soit sur les dépôts qui s'y forment spontanément.

Séparation du fer et du manganèse. — La séparation du fer et du manganèse m'a donné des résultats très-satisfaisants en opérant comme il suit :

Dix litres d'eau sont évaporés à siccité en présence d'une petite quantité d'acide nitrique et d'acide chlorydrique , le résidu est légèrement calciné pour rendre la silice insoluble, et repris par une petite quantité d'eau acidulée par le dernier de ces acides. Après une douce digestion, on filtre pour séparer la silice, et, dans la liqueur filtrée, on ajoute d'abord de l'ammoniaque en quantité suffisante pour saturer l'excès d'acide, puis un léger excès de sulfhydrate d'ammoniaque. On obtient ainsi un précipité formé de sulfure de manganèse, de sulfure de fer et d'alumine. Ce précipité, après avoir été lavé, est redissous dans l'acide chlorhydrique étendu ; on ajoute à la liqueur quelques gouttes d'acide nitrique, et on chauffe pour péroxyder entièrement le fer.

Cela fait, on précipite à chaud simultanément le manganèse et le fer par la potasse ; on recueille le précipité mixte sur un filtre ordinaire, puis on le lave, le dessèche et on le calcine ; les cendres du filtre, brûlé à part, y sont ajoutées, et on reprend le tout par l'acide chlorhydrique.

Quand la dissolution est parfaite, on neutralise, aussi exactement que possible, l'excès d'acide par l'ammoniaque ; on ajoute à la liqueur tiède un excès de succinate d'ammoniaque ; tout le fer se précipite à l'état de succinate, et tout le manganèse reste dans la liqueur. Après filtration, on précipite ce dernier métal par le sulfhydrate d'ammoniaque ; on recueille le sulfure, on le redissout dans l'acide chlorhydrique étendu, et on précipite de nouveau le manganèse à l'état de carbonate au moyen du carbonate de soude.

Dosage de l'acide carbonique.—On recueille, au laboratoire, sur des filtres lavés et couverts, le mélange de sulfate et de carbonate de baryte obtenu à la source. Après un lavage complet et aussi rapide que possible, on arrose les filtres d'acide chlorhydrique étendu, qui dissout le carbonate seul. On précipite ensuite, dans la liqueur filtrée, la baryte par un excès d'acide sulfurique et le poids du sulfate de baryte obtenu sert à déterminer celui de l'acide carbonique.

$$\text{Eau du bassin d'émergence} \ldots \ldots \ldots \quad 400^{cc}.$$

$$1° \ SO^3, BaO \ (\text{provenant de } CO^2, BaO). \ldots \quad 0^g,615$$
$$2° \quad idem, \quad (\qquad idem, \qquad). \ldots \quad \underline{0^g,585}$$
$$\textsc{Total}. \ldots \ldots \quad 1^g,200$$

Quantité moyenne. . . . . 0^g,600
Idem. . . . . de CO^2 correspondant à 0^g,600 (BaO, SO^3). 0^g,112
Idem. . . . . *idem.* . . . . par litre d'eau. . 0^g,281
CO^2, calculé à l'état de bicarbonate. . . . . *idem.* . . . 0^g,285

Il ressort évidemment de ces expériences que l'eau de la Boudjaréah ne renferme pas la moindre trace d'acide

carbonique libre, comme le prouve péremptoirement sa
réaction alcaline, jointe à l'excessive mobilité de son fer.

Recherche de l'iode et du brôme.—L'iode a été retrouvé
dans l'eau de la Boudjaréah par deux méthodes différentes : 1° on a recueilli, sur un filtre, le précipité mixte de
chlorure, de brômure et d'iodure d'argent, obtenu à la
source. Après l'avoir bien lavé, on l'a mis en contact,
pendant 48 heures, avec l'eau de chlore pure ; au bout de
ce temps on a filtré de nouveau pour séparer le chlorure
d'argent des chlorures d'iode et de brôme qui ont pu prendre naissance. La liqueur filtrée a été additionnée, jusqu'à
réaction alcaline, d'une solution de potasse pure , évaporée
à siccité et le résidu légèrement calciné.

On peut, après refroidissement, constater la présence de
l'iode dans ce résidu en lui incorporant une petite quantité
d'empois frais d'amidon et touchant alors le mélange avec
une baguette de verre trempée dans l'acide nitrique conte-
nant de l'acide nitreux. Mais il est préférable, avant de ten-
ter cette réaction, de reprendre le résidu par l'alcool et
d'agir seulement sur le produit de l'évaporation de la solution alcoolique. On se trouve ainsi dans les meilleures conditions pour décéler de petites quantités d'iode.

En opérant de la sorte avec le résidu final provenant de
30 litres d'eau de la Boudjaréah, j'ai obtenu avec l'amidon
une coloration bleue magnifique.

La même expérience, répétée sur le résidu provenant
de 12 litres d'eau, a eu pour résultat une coloration vio-
lette très-vive de l'empois frais d'amidon.

2° En suivant scrupuleusement, dans la recherche de
l'iode, les indications fournies par M. Ad. Chatin, j'ai
pu constater la présence de ce métalloïde sur le résidu, repris plusieurs fois par l'alcool, de deux litres d'eau. Toutefois je dois dire que la coloration de l'empois d'amidon
n'était plus, dans cette dernière expérience, que d'un violet
douteux.

Dans aucune de ces expériences, je n'ai pu constater la
présence du brôme.

Potasse.—J'ai recherché la potasse après avoir débarrassé l'eau de ses sels terreux par l'emploi successif de l'eau de baryte et du carbonate d'ammoniaque.

Après toutes les filtrations et les calcinations qu'entraîne le procédé, j'ai pu séparer la potasse à l'aide du bichlorure de platine qui, au bout de 24 heures, a produit dans la liqueur, un précipité léger de chloroplatinate de potassium.

Dosage des bases alcalines.— J'ai dosé les bases alcalines en évaporant, au quart environ, deux litres d'eau. Après avoir filtré, pour séparer les sels insolubles de la partie liquide, j'ai partagé cette dernière en deux portions égales ; l'une, a servi à déterminer le poids du chlore par la méthode ordinaire ; l'autre a été préalablement additionnée d'acide chlorhydrique, évaporée ensuite à siccité et le résidu a été calciné au rouge faible.

On a repris par l'eau, après refroidissement, et on a dosé de nouveau le chlore dans la liqueur. L'excès de poids du chlorure d'argent, ainsi obtenu, sur le premier, correspond aux carbonates ou aux silicates alcalins de l'eau.

Recherche de la matière organique. — La matière organique est facile à constater dans cette eau minérale. Sans rappeler ici la décoloration instantanée du permanganate de potasse, la décomposition rapide du chlorure d'or, celle non moins sensible du nitrate d'argent, toutes réactions qui peuvent être attribuées aussi bien à la présence d'un proto-sel de fer dans l'eau qu'à celle de la matière organique, je dirai cependant que le résidu de l'évaporation brunit très sensiblement quand on le chauffe. J'ajouterai encore que si on arrose le résidu, au moment où il commence à noircir, d'une petite quantité d'ammoniaque, ce liquide se colore sensiblement en jaune ; si, de plus, on fait intervenir l'acide chlorhydrique et si l'on continue à chauffer doucement, la teinte jaune primitive tourne au rose, et, en évaporant à siccité, le résidu lui-même présente une teinte rosée qui n'est pas sans analogie avec la couleur propre à certains sels de manganèse.

Toutes ces colorations, noire, jaune, rose, que j'ai pu faire naître, sont autant d'indices non douteux de la présence des matières organiques dans l'eau de la Boudjaréah ; mais elles peuvent être aussi une cause de méprise pour tous ceux qui sont appelés à être témoins de ces sortes de phénomènes. Plus d'une fois, en effet, j'ai été, pour mon compte, porté à rechercher vainement le cobalt et le manganèse dans des eaux qui n'en contenaient pas la moindre trace, bien qu'elles en offrissent toutes les apparences, à de certaines phases de leur analyse.

Recherche de l'acide nitrique.—J'ai constaté l'absence complète des nitrates dans l'eau de la Boudjaréah ; il serait en effet difficile d'en admettre l'existence, en présence des algues qui ont une aptitude particulière à les faire disparaître.

Propriétés médicinales. — La valeur thérapeutique que j'attribue à la nouvelle source de la Boudjaréah doit ressortir clairement de sa composition.

En effet, la médecine et l'hygiène ont depuis longtemps consacré les propriétés des préparations ferrugineuses ; mais c'est surtout lorsque celles-ci se rencontrent naturellement dans les aliments ou dans les boissons qu'elles jouissent de toute leur efficacité.

Ici le manganèse se trouve uni au fer, et on sait que cette association a été préconisée par d'habiles praticiens.

La présence de l'iode est loin de contrarier les bons effets du fer et du manganèse ; elle les complète et les active. Enfin, il est à remarquer que parmi les autres principes salins qui entrent dans la composition de cette eau, il n'en est aucun qui puisse modifier ou affaiblir l'action des substances essentiellement médicamenteuses qui s'y trouvent contenues.

Boues médicinales produites dans les réservoirs de la source de la Boudjaréah. — Les boues que j'ai examinées sont de deux sortes : une boue ocreuse qui se forme dans le bassin d'émergence et s'y régénère à mesure qu'on l'enlève, et une boue noire que j'ai recueillie tout au fond du grand réservoir. Cette dernière présente peu d'intérêt en ce qu'elle m'a paru purement accidentelle et par suite de nulle importance thérapeutique. Toutefois l'analogie chimique qu'elle présente avec la boue ocreuse, m'engage à en dire quelques mots.

Noire comme de l'encre à écrire lorsqu'on la recueille, cette boue prend un aspect de terreau après dessiccation à l'étuve; par la calcination au rouge elle commence par noircir, en dégageant une forte odeur de corne brûlée, puis devient, finalement, franchement ocreuse. Elle fait une très-vive effervescence lorsqu'on la traite par l'acide chlorhydrique étendu, et la liqueur précipite abondamment par l'oxalate d'ammoniaque. Avec l'oxyde puce, elle donne immédiatement la réaction du manganèse, après calcination au rouge; mais la même réaction n'a pas lieu avec la boue non calcinée.

Elle présente la composition chimique suivante :

Silice.	44,444
Peroxyde de fer.	21,549
Oxyde manganoso-manganique.	2,020
Alumine.	0,336
Carbonate de chaux.	11,140
Idem. . . de magnésie.	1,015
Eau et matières organiques.	18,518
TOTAL..	99,022

La boue recueillie dans le bassin d'émergence, et qui est la vraie boue médicinale, est d'un rouge pâle à l'état naturel; elle devient jaune nankin par l'exposition à l'étuve et rouge brun par la calcination.

L'acide chlorhydrique étendu y détermine une vive effervescence, et l'oxalate d'ammoniaque précipite abondamment la liqueur. Elle ne donne pas, avec l'oxyde puce, la réaction immédiate du manganèse; mais elle réagit de suite si on détruit préalablement la matière organique par une forte calcination.

Elle offre la composition suivante :

Silice.	18,781
Peroxyde de fer.	42,815
Oxyde manganoso-manganique.	1,185
Alumine.	3,259
Carbonate de chaux.	10,077
Idem. . . de magnésie.	1,010
Eau et matières organiques.	22,842
TOTAL.	99,969

L'examen au microscope, de cette dernière boue, y fait découvrir, en très-grande quantité, des cellules vides de *spirogyra* (1) au milieu desquelles apparaît, sous la forme d'un ruban vert, un morceau d'une algue confervoïde que je n'ai pu mieux caractériser.

On y distingue encore, mais plus rarement, l'*Ictneumonis granulatus* et le *Closterium lunula*, ce dernier d'un beau vert d'herbe, et rappelant assez par sa forme une petite aiguille aimantée (desmidiacées) ; le *navicula cuspidata* et un autre genre voisin, moins bien caractérisé (diatomées).

On rencontre, en outre, dans la même boue, des œufs d'*entomostracés* (2), des fragments de carapaces de ces mêmes petits êtres que les anciens naturalistes connaissaient sous le nom d'*insectes à coquilles*. Parmi ces derniers, je suis parvenu à observer très-bien un cyclope et deux cypris, malgré la grande difficulté qu'on éprouve à les saisir et à les fixer sur le champ du microscope. Ils nagent, en effet, avec une célérité extrême, et ne s'arrêtent que lorsqu'ils trouvent, sur leur chemin, quelques conferves sur lesquelles ils semblent beaucoup se plaire.

J'ai remarqué d'abord le *Cyclops quadricornis*, une femelle, que j'ai reconnue de suite à son double sac d'œufs, situé à la base inférieure de la queue ; puis un autre *Cyclops*, ressemblant merveilleusement à un *entomostracé* marin, peut-être le cyclope longicorne ou le brevicorne, tous deux habitants des mers.

Des deux cypris, l'une présentait une forme ovale avec des valves brunes (cypris rayée?). L'autre avait assez la forme d'une fève avec des valves vertes (cypris ornée?).

Parmi les infusoires reconnus dans la même boue je citerai plusieurs anguillules, l'*urostyla grandis*, un *paramecium* (l'aurélia?), et un *melonia*, de l'espèce des infusoires polygastriques.

Conferves : — Les quelques mots qui me restent à dire des conferves termineront, en la complétant, l'histoire des

---

(1) Genre des algues confervoïdes.
(2) Sous-classe des crustacés, ordre des branchiopodes.

propriétés chimiques et thérapeutiques de l'eau de la Boudjaréah.

Les conferves recueillies dans le grand réservoir nous intéressent principalement en ce qu'elles renferment une quantité très-notable d'iode. On y a découvert ce métalloïde de la manière suivante.

Après dessiccation des plantes à l'étuve, on les a réduites en poudre puis on en a fait une pâte assez épaisse à l'aide d'une solution de potasse au 20ᵉ, exempte d'iode. Une petite quantité de la pâte a été placée dans une capsule mince de platine et chauffée jusqu'à complète destruction de la matière organique.

On a repris les cendres par de l'eau distillée bouillante, on a filtré, évaporé la liqueur à siccité et repris le résidu, jusqu'à trois fois, par de l'alcool fort. Les solutions alcooliques, évaporées, ont laissé un résidu dans lequel on a recherché l'iode après complet refroidissement : l'empois frais d'amidon s'est coloré en bleu intense, au contact du résidu, par l'addition au mélange de quelques gouttes d'acide nitrique fortement nitreux.

Les conferves ont aussi été l'objet d'un examen au microscope ; il en est résulté, pour moi, qu'elles appartiennent en propre au genre *Chara* (1) sans qu'il m'ait été possible d'en préciser l'espèce (*tomentosa? qracilis?* ou *flexilis?*). Quoi qu'il en soit, le microscope laisse voir parfaitement des morceaux de tiges et de branches de ces charas, sous la forme de tubes simples qui paraissent entièrement recouverts d'une incrustation blanche de carbonate de chaux.

C'est dans les charas que Cartz, il y a près d'un siècle, a découvert ce qu'on a appelé depuis la circulation intra-cellulaire ou rotation (2). Plus tard, Amici, de Modène, a fait sur ces plantes les recherches les plus curieuses, qu'il ne m'appartient pas de rappeler ici.

_____

(1) Algues confervoïdes.
(2) De Jussieu, *Cours élémentaire de botanique*, p. 169, § 205.

_____

Imprimerie de COSSE et J. DUMAINE, rue Christine, 2.